AF300231

LE
MASSAGE POUR TOUS

INDICATIONS ET TECHNIQUE

DU

MASSAGE GÉNÉRAL

Avec 24 figures démonstratives

PAR

Le Dr de FRUMERIE

DE LA FACULTÉ DE MÉDECINE DE PARIS
ANCIEN EXTERNE DES HOPITAUX
PROFESSEUR DE MASSAGE AUX ÉCOLES D'INFIRMIERS
ET D'INFIRMIÈRES DES HOPITAUX

———※◇◇◇※———

PARIS
VIGOT FRÈRES, ÉDITEURS
23, PLACE DE L'ÉCOLE-DE-MÉDECINE, 23
—
1902

PRIX : **Un Franc.**

LE
MASSAGE POUR TOUS

INDICATIONS ET TECHNIQUE

DU

MASSAGE GÉNÉRAL

Avec 24 figures démonstratives

PAR

Le Dr de FRUMERIE

DE LA FACULTÉ DE MÉDECINE DE PARIS
ANCIEN EXTERNE DES HOPITAUX
PROFESSEUR DE MASSAGE AUX ÉCOLES D'INFIRMIERS
ET D'INFIRMIÈRES DES HOPITAUX

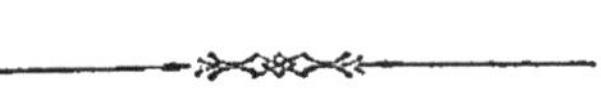

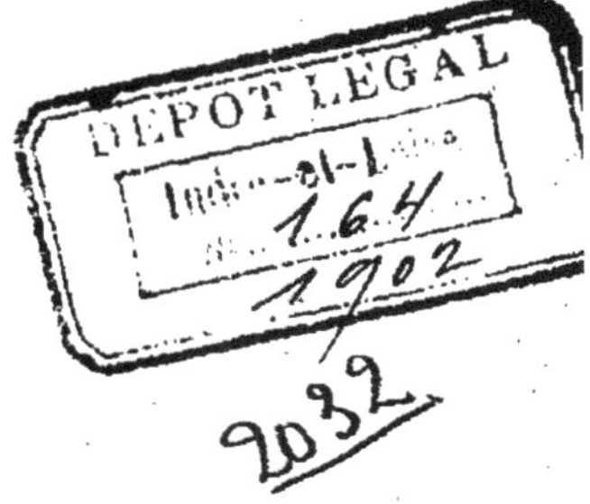

PARIS
VIGOT FRÈRES, ÉDITEURS
23, PLACE DE L'ÉCOLE-DE-MÉDECINE, 23

1902

PRÉFACE

L'idée de ce petit ouvrage nous est venue à la suite d'une longue pratique. C'est au milieu des malades que nous avons eu l'occasion de traiter durant notre séjour à Évian qu'il a été écrit.

En le publiant, nous n'avons qu'un seul but, rendre populaire un agent thérapeutique des plus bienfaisants, à la condition expresse qu'il soit pratiqué avec méthode.

Il ne faut pas confondre le *massage général* et vulgaire, qui est du ressort du masseur ordinaire n'ayant pas fait d'études médicales suivies, et le *massage médical et scientifique*, plus souvent local, qui est l'affaire du médecin spécialiste.

Ce petit opuscule voudrait être le *vade mecum* de toutes les personnes appelées journellement à faire le massage général et qui, trop souvent, en ignorent les principes les plus élémentaires : infirmiers, infirmières, baigneurs, baigneuses, doucheurs, valets de chambre, femmes de chambre, etc. Il ne contient aucune théorie scientifique, mais seulement des planches démonstratives avec les indications nécessaires.

Il sera de l'intérêt de tous ceux qui, soucieux de leur santé, cherchent dans le massage un soulagement à leurs maux, de faire usage de ce petit traité ; ils y trouveront un guide pour entreprendre, sans aucun danger, ce que nous appellerons :

Un *bon massage général.*

Pour plus de détails voyez *La Pratique du Massage*, conférences faites aux Écoles d'Infirmiers et Infirmières des hôpitaux de Paris, 1899-1900, par de Frumerie.

I

INTRODUCTION

Cette étude a tout particulièrement en vue l'exécution du massage général ordinaire. Nous voulons exposer ici comment le massage devrait être pratiqué par les baigneurs et les doucheurs de nos stations balnéaires, qu'il soit fait à sec, après le bain ou la douche, ou bien sous l'eau, avec ou sans onction de corps gras, savon ou boue.

Nous ne saurions assez chaleureusement recommander le massage général fait par dessus le linge. Il est agréable pour l'opérateur et pour le sujet, et il est au moins aussi actif que le massage fait directement sur la peau, pourvu que l'on sache s'y prendre.

Il nous faut, cependant, bien faire ressortir que nous ne visons pas du tout, dans cette étude, le vrai massage médical local, qui, d'après nous, ne devrait jamais être confié qu'à un médecin. C'est uniquement du massage pratiqué par le masseur ordinaire, dont nous comptons vous entretenir ici.

Il est admis aujourd'hui par la presque unanimité des médecins, que le massage général est indiqué dans un grand nombre de maladies, comme :

La faiblesse générale ;

La convalescence des maladies graves ;

L'anémie et la chlorose ;

Les diverses névroses ;

Certaines affections chroniques du rein ;

L'obésité ;

Le rhumatisme musculaire ;

Le diabète et la goutte, et, en général, dans toutes les affections où il y a un ralentissement de la nutrition.

Mais il ne faut pas oublier non plus l'effet délassant du massage pour les muscles sains, mais surmenés, chez des individus qui, ne souffrant pas d'une maladie proprement dite, travaillent trop et ont besoin de repos. Le besoin est le même pour ceux qui ne travaillent pas assez et dont les muscles sont envahis par l'atrophie et la graisse.

II

CONSEILS PRATIQUES

AVIS AU MALADE ET AU MASSEUR

Il faut à tout prix réaliser *le relâchement des muscles de la région sur laquelle doit porter le massage.*

AVIS AU MASSEUR

Masser dans le *sens centripète* c'est diriger les manœuvres de l'extrémité des membres vers leur racine et vers le cœur ; masser dans le *sens centrifuge*, c'est diriger les manœuvres du centre, c'est-à-dire du cœur, et des racines des membres vers leurs extrémités.

CE QU'IL FAUT ÉVITER

Évitez surtout d'éveiller des sensations douloureuses, parce que tout ce qui est douloureux est tout à fait inutile.

HYGIÈNE DU MASSEUR ET DU SUJET

La peau du sujet, ainsi que les mains du masseur, doivent être soigneusement nettoyées immédiatement avant la séance, si le massage est effectué sur la peau nue.

Les ongles du masseur doivent être coupés court et arrondis, être bien curés (cela va de soi).

On doit rappeler au sujet qu'il importe de satisfaire à ses besoins avant la séance et surtout de vider sa vessie.

PRÉPARATION DE LA RÉGION A MASSER

Il ne faut jamais appliquer de médicaments irritants (liniments irritants, embrocation, teinture d'iode, etc.) sur l'endroit à masser, l'intégrité de la peau étant une condition essentielle.

Dans quelques cas spéciaux, même dans le massage général, mais surtout dans le massage local, il est indispensable de se servir d'un intermédiaire entre la peau du sujet et les mains de l'opérateur. On emploie à cet effet le savon, surtout dans le bain où il doit surnager, ou un mélange de poudre (parties égales d'amidon ou d' « ondine » et de talc).

On prépare un bon savon de massage avec la formule suivante :

Savon de Marseille...........	1 kg.
Glycérine...................	500 gr.
Alcool à 90°.................	50 —
Essence de lavande..........	10 —
Carmin n° 40...............	1 —

Il faut, cependant, éviter le massage à l'eau chez les rhumatisants, même durant la belle saison. Parmi les corps gras, la vaseline est la plus usitée ; mais elle n'est pas sûrement anodine, car elle occasionne quelquefois, sur une peau délicate, des éruptions de nature érythémateuse avec de la fièvre, voire même indirectement de l'érysipèle.

Le gant de crin irrite beaucoup les nerfs cutanés ; il doit être réservé pour les apathiques, mais proscrit pour les nerveux. Un gant doux vaut mieux qu'une main dure et dont la peau serait rêche et rugueuse.

L'HEURE DE LA SÉANCE

La séance doit être donnée avant le repas ou deux à trois heures après. La personne qui se fait masser après des efforts physiques doit prendre au moins un quart d'heure de repos absolu avant la séance.

Le masseur prudent, qui veut éviter toute responsabilité, fera bien d'attendre l'avis du médecin à la moindre alerte. Ce sera pour lui le moyen de ne pas s'exposer à des accidents, moins rares qu'on ne le croirait, et qui sont parfois la conséquence d'un massage en apparence anodin, mais exécuté mal à propos ou même contre-indiqué. Dans des cas plus difficiles (affections cardiaques ou autres troubles de la circulation, etc.), il convient de demander l'avis d'un médecin spécialiste.

DURÉE DE LA SÉANCE

La durée d'une séance de massage général ne doit pas dépasser une demi-heure, en faisant trois à quatre effleurages et pétrissages sur chaque partie musculaire; quand il ne s'agit pas de massage local spécial, une séance d'un quart d'heure est même suffisante.

CONSEILS AUX AMATEURS
ET AUX PROFESSIONNELS DES SPORTS

Épée, sabre, fleuret [1]. — Si l'on ne fait des armes que de la main droite, il faut équilibrer l'organisme, en exécutant des mouvements du côté

1, Exercice à déconseiller aux variqueux.

gauche. Le plus rationnel, au point de vue de l'hygiène, serait, sans aucun doute, de faire de l'exercice des deux côtés. Mais c'est surtout le massage avec ses manipulations défatigantes, l'effleurage et le pétrissage, qui soulage et rend des forces aux parties surmenées.

Lutte, boxe. — Avant l'attaque, ce sont les mouvements respiratoires, dans l'attitude « fourche-debout », qui préparent bien le lutteur ou le boxeur ; massage (effleurage, pétrissage et tapotement) des membres supérieurs rempliront exactement le but. Après l'attaque, outre des mouvements respiratoires pour ramener la respiration à l'état normal, ce sont des circumductions du tronc qui influencent plus ou moins tous les muscles de ce tronc, et le massage général, qui contribue à équilibrer les organes surmenés.

Course. — Avant et surtout après la course, on ne doit jamais négliger d'exécuter des mouvements respiratoires (passifs ou actifs ; voyez p. 31), dans l'attitude « fourche-debout », jusqu'à ce que la respiration devienne normale. Le pétrissage combat la fatigue des membres inférieurs.

Cyclisme [1]. — Ce sont des mouvements du

1. Exercice favorable aux hémorrhoïdaires et surtout aux variqueux obèses.

tronc, surtout avec flexion en arrière pour redresser le dos, de la nuque jusqu'en bas, et des mouvements respiratoires, qu'il faut faire pour équilibrer l'organisme après des courses fatigantes. Parmi les manipulations de massage pur, on ne doit pas oublier le tapotement du dos et des lombes.

Automobilisme. — On sait déjà que les vibrations, comme le tapotement en massage, ne doivent pas être prolongées durant trop de temps. Sur l'automobile, les secousses sont certainement trop prolongées ; elles dépassent, en général, le temps pendant lequel elles pourraient rendre service. On contrebalance leur effet nuisible par de longs effleurages de tout le corps ; quant au surmenage des bras, on le combat par du pétrissage.

Équitation [1]. — C'est de la courbature des reins dont il faut s'occuper, en premier lieu, chez le cavalier ; de la fatigue des adducteurs de la cuisse et des muscles du mollet ; de la musculature du dos jusqu'aux épaules qui éprouve de la raideur chez les débutants ; des membres supérieurs, si le cheval tire à la main. La gymnastique destinée à combattre la cour-

1. Prescrire aux variqueux des chevaux qui ne leur demanderont que peu d'effort.

bature consiste en mouvements respiratoires, et le massage se fait par de longs pétrissages qui défatiguent les muscles longtemps restés en action. On commence et on finit la séance par des effleurages.

L'amazone fatigue sa jambe droite, accrochée dans la fourche, d'une toute autre manière que la jambe gauche. La position forcée du tronc, pour bien tenir la ligne des épaules perpendiculaires à la direction du cheval, agit très inégalement sur les deux côtés du tronc. C'est pour cela que l'amazone aurait encore plus que le cavalier grand besoin du traitement manuel pour équilibrer son organisme après la promenade.

III

RÈGLES GÉNÉRALES

Le masseur doit, avant de commencer son travail, bien se rendre compte :

1° De l'**ATTITUDE** à faire prendre au malade et des différentes parties à masser ;

2° Des **DIFFÉRENTES MANIPULATIONS** à employer ;

3° De l'**ORDRE** dans lequel il doit procéder au massage ;

4° De la **FORCE** avec laquelle il devra agir.

I. — ATTITUDE

Les attitudes que le sujet doit prendre pour le massage général sont :

a) Le *décubitus dorsal;*

b) Le *décubitus latéral;*

c) Le *décubitus abdominal.*

a) Dans le **décubitus dorsal** (voyez *fig.* 1), les membres supérieurs doivent être légèrement écartés du tronc, et les membres inférieurs écartés l'un de l'autre.

Pendant le massage abdominal (voyez *fig.* 2), le malade doit fléchir les cuisses sur le tronc, et les jambes sur les cuisses, écarter les genoux et respirer la bouche entr'ouverte.

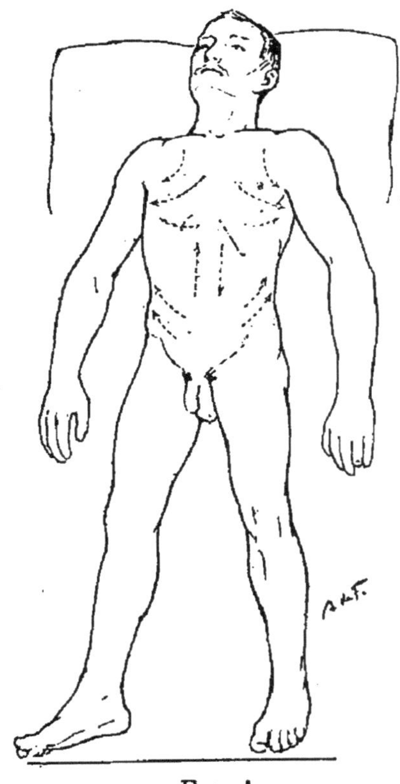

FIG. 1.

b) Dans le **décubitus latéral** (voyez *fig.* 3), le bras supérieur doit être rejeté vers la tête ou placé sur le dos du malade, de façon que la face dorsale de sa main repose sur les vertèbres lombaires.

c) Dans le décubitus abdominal, les bras
doivent être étendus en dehors, et soutenus

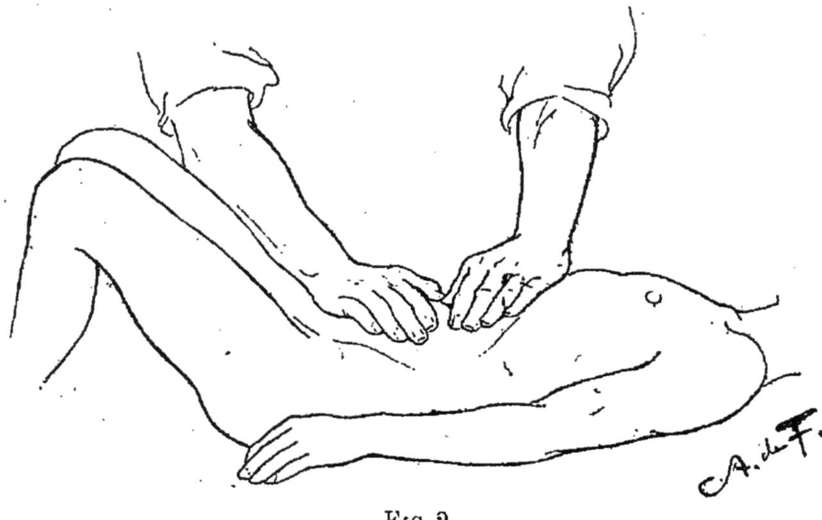

Fig 2.

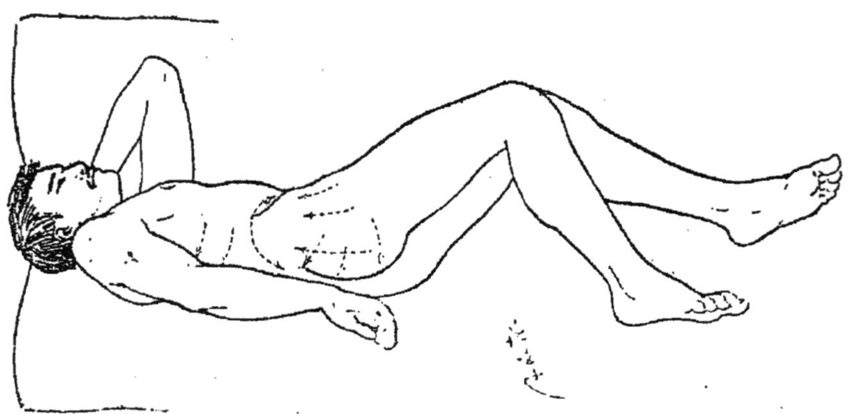

Fig. 3.

pendant que l'on manipule la région de l'épaule.
Si les épaules et le dos ont besoin de soins

spéciaux, mieux vaut parfois placer le malade
assis à califourchon sur une chaise, ses avant-
bras reposant sur le dossier (voyez *fig.* 4).

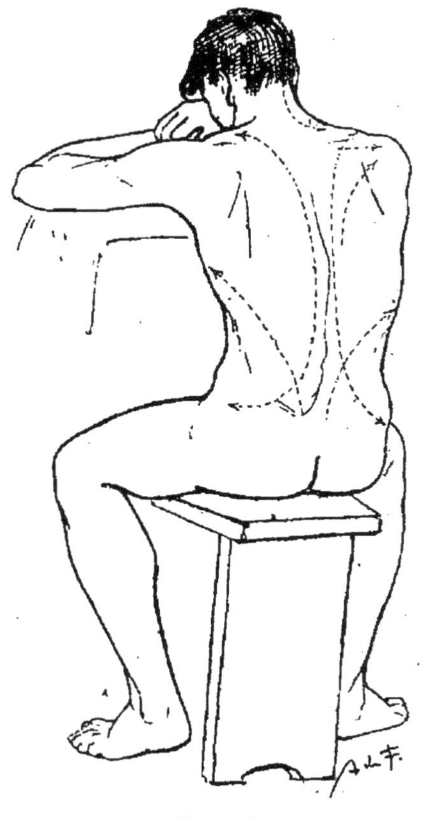

FIG. 4.

Rappelez au malade que la condition indispensable au succès du massage est que tous les
muscles soient relâchés. Outre le concours de
la bonne volonté du malade, il faut, pour obte-
nir un relâchement complet des muscles, que

les membres soient *soutenus* de manière qu'ils ne puissent ni tomber ni glisser.

Mettez donc, en massant les membres :

La *cuisse* en flexion et en abduction légère ;

La *jambe* un peu fléchie sur la cuisse ;

Le *pied* en extension ou en flexion, selon que vous soignez la région antérieure ou postérieure de la jambe ;

Les *bras* écartés du tronc et soutenus ;

L'*avant-bras* légèrement fléchi et placé dans une attitude intermédiaire entre la pronation et la supination ;

La *main* mise successivement en flexion ou en extension légère, selon que l'on masse les fléchisseurs ou les extenseurs.

Si la région rénale demande des soins particuliers, il faut glisser un drap plié sous le ventre pour mettre la musculature lombaire en relâchement.

II. — MANIPULATIONS

On se sert :

de l'*effleurage* ;

du *pétrissage* ;

du *tapotement*, du *claquement*, du *frappement* ;

des *mouvements de circumduction des membres*.

Le masseur doit bien se rendre compte du but qu'il poursuit, c'est-à-dire s'il travaille pour calmer ou pour **stimuler**. Le véritable *effleurage*, exécuté dans le sens centrifuge, est la manipulation *calmante* par excellence. Dans l'autre sens, l'effleurage est déjà un peu excitant pour des individus très sensibles; mais c'est avant tout le *tapotement*, le *claquement* et le *frappement* qui agissent comme *stimulants* sur un organisme apathique.

a) **L'effleurage** (voyez *fig.* 19, 21, 23, 24) se fait généralement dans le sens centripète; mais, quand il s'agit « de calmer les nerfs », il faut, comme nous venons de le dire, l'exécuter vers la périphérie, c'est-à-dire dans le sens centrifuge. Outre cet effleurage proprement dit, qui, comme son nom l'indique, est superficiel, on se sert avantageusement d'un effleurage profond, qui est de nature excitante et réveille la vitalité des tissus.

Les mains s'appliquent des dix doigts sur la peau et suivent les reliefs de l'endroit à masser.

b) **Le pétrissage** (voyez *fig.* 20, 22) se fait *le long des fibres musculaires*, ou bien *transversalement*, quand la masse d'un muscle peut être isolée des tissus environnants, comme pour la musculature des membres, le grand pectoral, le trapèze, etc. Il faut que les doigts du masseur entrent bien dans les interstices des groupes musculaires et qu'ils soulèvent des os les tissus mous et mobiles, sans violence, mais avec une certaine force.

Manœuvrant, comme on le fait généralement, *dans le sens des fibres musculaires*, les dix doigts exécutent des mouvements successifs pour bien pétrir les masses molles, auxquelles cette manipulation est destinée. *Veut-on agir transversalement?* C'est entre le pouce et les autres doigts des deux mains que l'on pince et soulève successivement, au sein des tissus, les masses molles pour les exprimer lentement, mais fermement, comme une éponge. Il faut soigneusement éviter de pincer la peau, ce qui est douloureux et tout à fait inutile.

Dans les deux cas, les doigts agissent suivant une direction oblique par rapport aux fibres musculaires.

Cette manipulation augmente la nutrition ainsi que l'énergie vitale des tissus et fait plus vite disparaître les produits de fatigue et les déchets du surmenage.

c) Le *tapotement*, le *claquement* et le *frappement* sont, comme l'effleurage, superficiels ou profonds.

Le **tapotement superficiel** (voyez *fig*: 5) influence surtout la peau : le *tapotement* profond (voyez *fig*. 6) agit sur les tissus profonds.

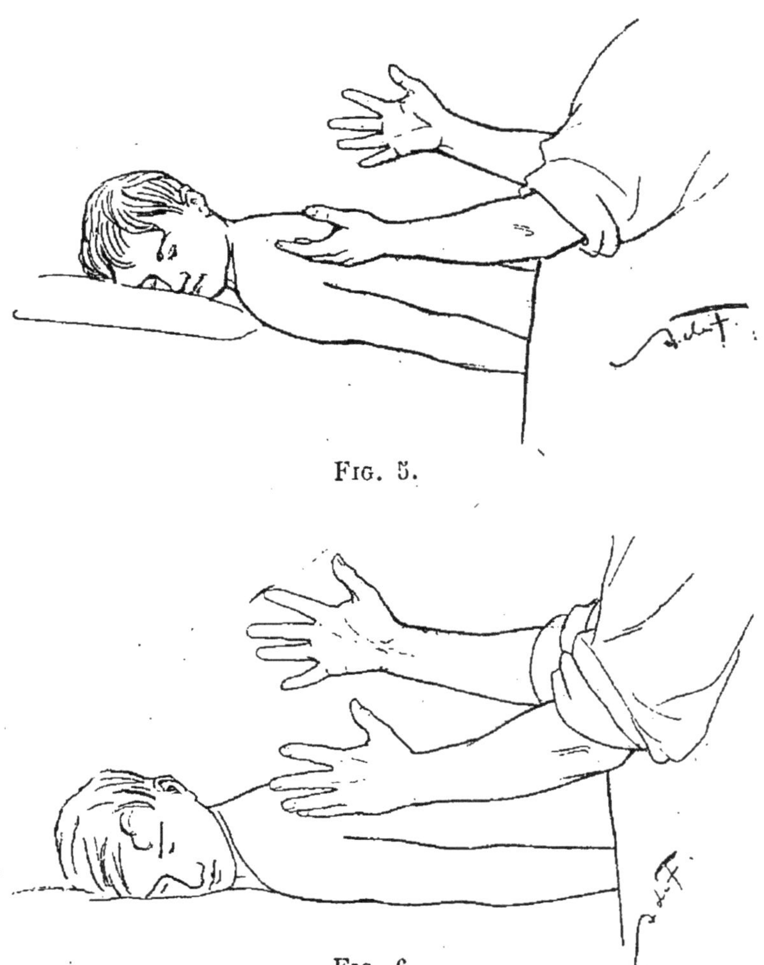

FIG. 5.

FIG. 6.

Les coudes et les avant-bras de l'opérateur ne bougent pas. ;

Dans le premier cas, le masseur écarte bien ses doigts et les laisse tomber, par petits coups saccadés, sur la région. Le dos des doigts frappe en coups de fouet la peau ; les poignets de l'opérateur doivent être très souples et élastiques.

Dans le second cas, les doigts tombent per-

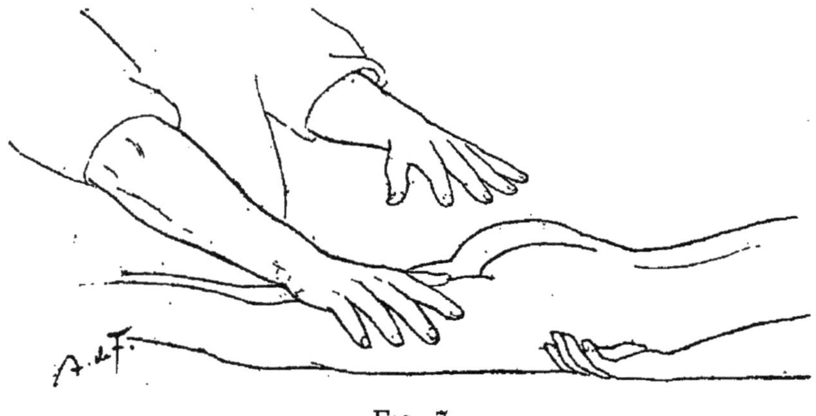

Fig. 7.

pendiculairement et l'un sur l'autre sur la région, touchée alors seulement par le bord cubital des petits doigts.

Le **claquement** (voyez *fig*. 7) s'exécute avec la face palmaire ;

et le **frappement** (voyez *fig*. 8) avec le poing fermé.

Ces manipulations conviennent surtout pour le tronc, et l'on doit les pratiquer en allant des côtés vers la ligne médiane. On emploie plus ou moins de force selon l'épaisseur des tissus mous, et l'on ne doit jamais s'en servir sur les os nus ou peu couverts, comme le sternum et les omoplates; jamais non plus aux flancs et sur le bas-ventre. Aux membres, on

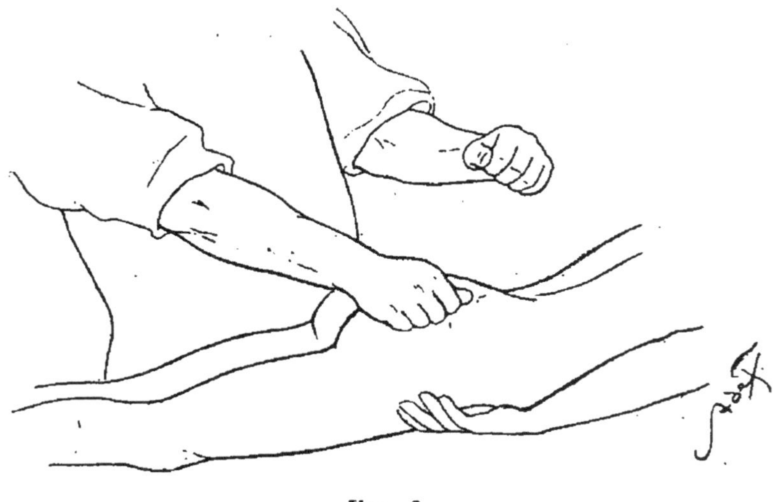

Fig. 8.

ne fait le tapotement sur la face interne qu'avec beaucoup de prudence.

Le frappement est aisé à pratiquer sur la région fessière et, pour bien l'exécuter, il faut laisser reposer un instant le poing sur l'endroit où il tombe, comme si l'on voulait l'enfoncer dans les tissus (« *frappement profond* »).

Toutes ces manipulations sont destinées à

réveiller les fonctions vitales de l'organisme;
elles sont stimulantes.

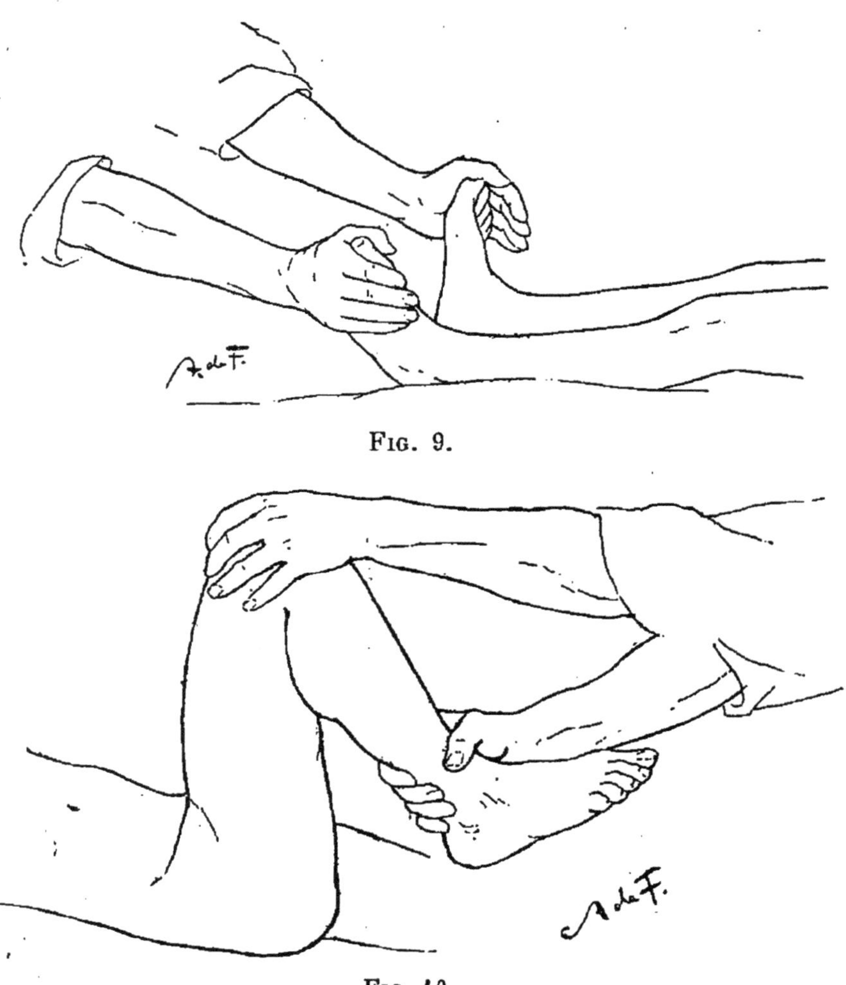

FIG. 9.

FIG. 10.

d) **Mouvement de circumduction des membres.** —
Ces mouvements sont tout à fait indiqués en
cas de *raideur articulaire*.

On débute par la *circumduction des deux pieds simultanément*[1] (voyez *fig.* 9) ;

La *flexion du genou* permet un mouvement semblable de la jambe sur la cuisse (voyez *fig.* 10), très favorable dans le cas d'*arthrite sèche du genou.*

Finalement on fait la *circumduction de la cuisse* (voyez *fig.* 11), en ayant bien soin que

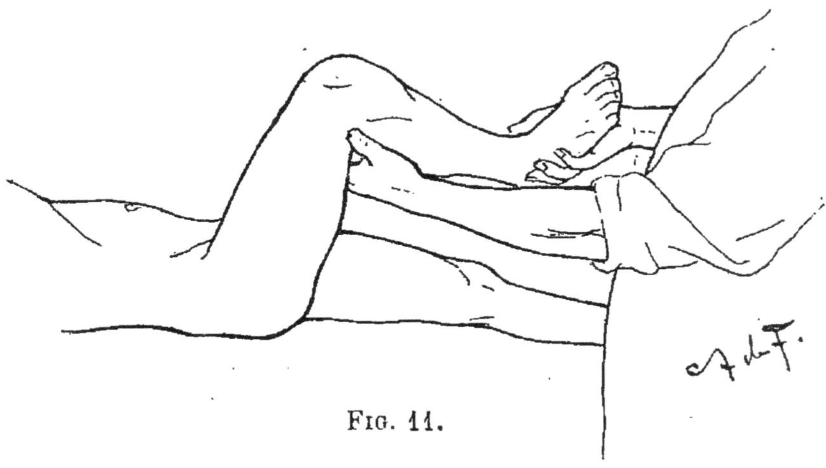

FIG. 11.

les deux mains de l'opérateur décrivent des courbes parallèles ; faute de quoi on provoque des douleurs dans l'articulation du genou.

Puis on répète les mêmes mouvements à gauche.

1. Ce mouvement doit être exécuté aussi *librement*, le malade étant couché, pour prévenir la sensation désagréable du froid aux pieds.

Ensuite on entreprend les *membres supé-rieurs*, en débutant par la *circumduction de l'épaule droite* (voyez *fig*. 12).

L'*assouplissement du coude droit* (voyez *fig*. 13) se fait, de préférence, en saisissant de la

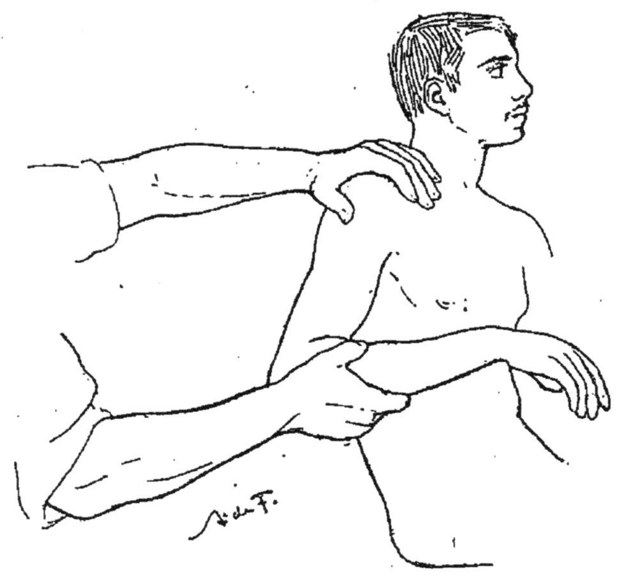

Fig. 12.

main droite le membre homonyme du sujet et en saisissant son coude de la main gauche. On exécute alors des mouvements aussi étendus que possible de *supination* et de *pronation*, en variant la flexion du coude dans les limites phy-siologiques jusqu'à l'extension parfaite.

La *circumduction du poignet* (voyez *fig*. 14)

se fait plus commodément en saisissant la main du malade à pleine main homonyme et en soutenant l'avant-bras du malade avec l'autre main.

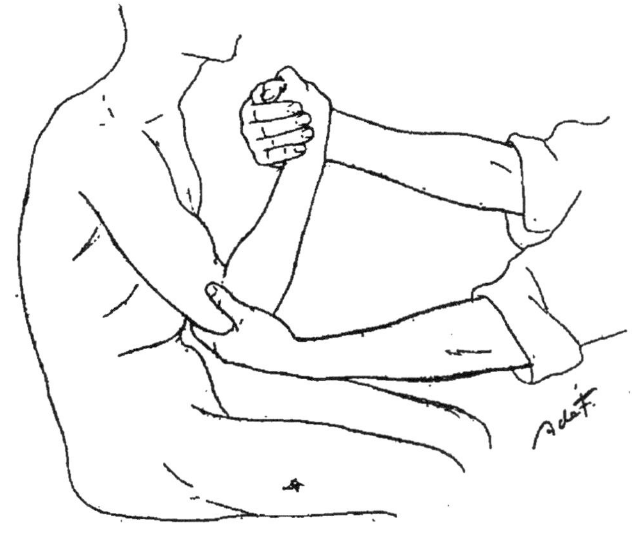

FIG. 13.

On assouplit les doigts (voyez *fig.* 15), en les fléchissant et en les tendant. On place la face dorsale de la main droite du malade dans la main gauche de l'opérateur, et on roule les doigts avec l'autre main. On force de cette façon successivement la *flexion* et l'*extension* des doigts.

On comprend, sans que nous y insistions, que

c'est surtout aux articulations partiellement
ankylosées qu'il faut s'attarder.

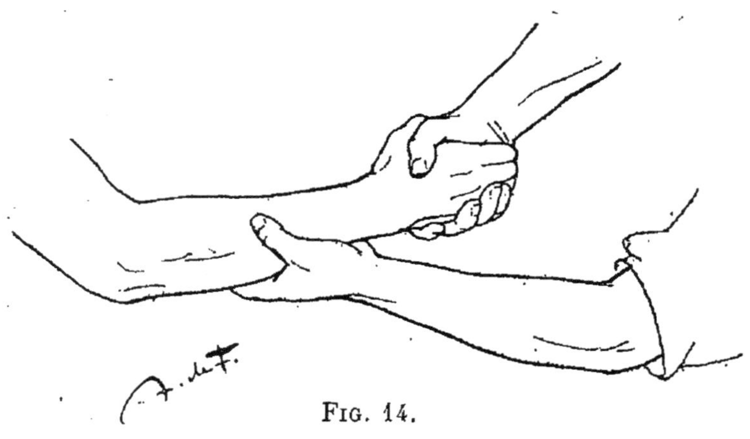

FIG. 14.

On doit enfin apprendre au malade à exécuter chez lui « des mouvements libres-*actifs* »,

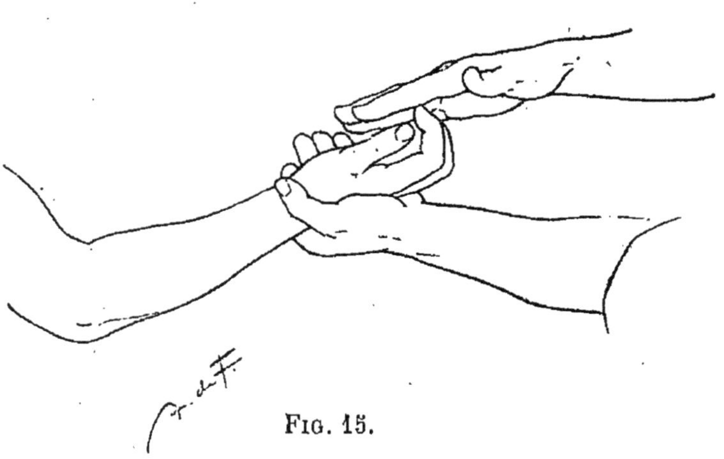

FIG. 15.

matin et soir, pendant sa toilette et après le
traitement hydrothérapique.

Nous nous servons souvent de l'ordonnance suivante :

ATTITUDE :

1. Aile-debout.

MOUVEMENT :

Balancement sur la pointe des pieds et les talons[1].

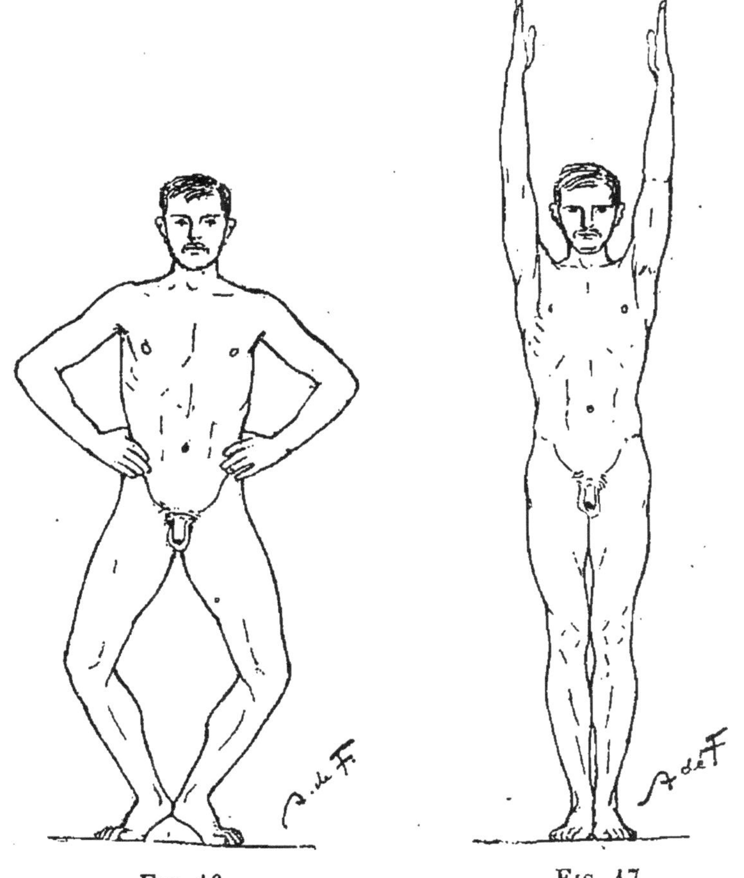

FIG. 16.

FIG. 17.

1. Mouvement favorable pour combattre la sensation du froid aux pieds.

ATTITUDE :	MOUVEMENT :
2. Aile-debout.	Serrer et ouvrir les pieds, en soulevant la pointe, mais sans déplacer les talons[1]. Abaissement et redressement du tronc en quatre temps (voyez *fig*. 16)

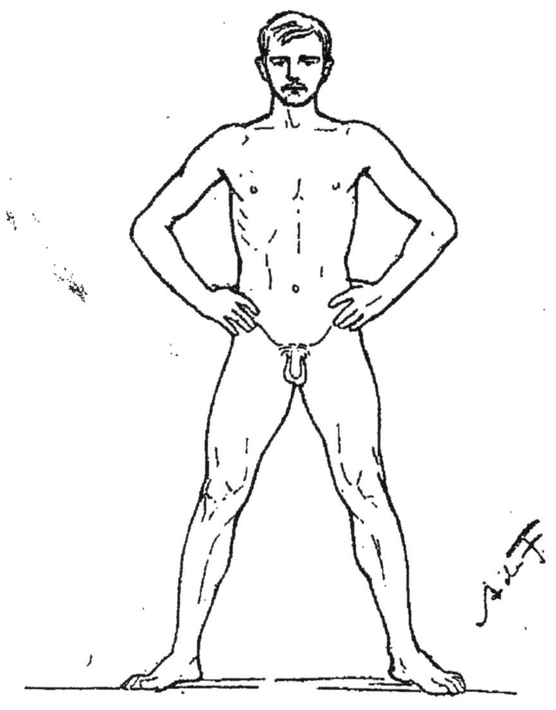

FIG. 18.

1. Mouvement favorable pour combattre la sensation du froid aux pieds.

ATTITUDE :	MOUVEMENT :
3. Tendu-serré-debout (voyez *fig.* 17).	Flexion du tronc sur les côtés.
4. Aile-fourche-debout (voyez *fig.* 18).	Circumduction du tronc[1]. Torsion du tronc à droite et à gauche.
5. Fourche-debout.	Soulèvement des bras (en avant, en haut, en arrière et en bas), avec inspirations profondes.
6. Aile-fourche-debout	Circumduction de la tête.

III. — ORDRE DANS LEQUEL ON DOIT PRATIQUER LE MASSAGE

Le masseur commence par l'abdomen où l'effleurage, fait dans le sens physiologique du cours des matières, devient, au fur et à mesure, de plus en plus énergique.

Après l'abdomen, on entreprend les **membres** dans l'ordre suivant : la jambe droite, la jambe

1. Bon mouvement pour combattre la constipation, dépendant de faiblesse de « la sangle abdominale ».

gauche, le bras droit et le bras gauche. Manipulations : effleurage et pétrissage.

Ensuite on s'attaque au **tronc**, en débutant par la *poitrine* et en finissant par le *dos*. Manipulations : effleurage et tapotement (avec prudence sur la poitrine et les flancs).

IV. — FORCE A EMPLOYER

La force manuelle du masseur doit être strictement adéquate au but du traitement et à l'état de l'individu.

C'est un grand tort que de s'imaginer que le massage doit être fort pour agir. Le contraire est plus exact. Le massage général doit encore moins éveiller de la douleur; il doit, au contraire, donner une sensation de bien-être et d'agrément. *Le massage qui fait mal est mal fait.* Si l'on agit avec trop de force, le malade se roidit instinctivement, et l'on oublie la première règle du traitement manuel : *le relâchement des tissus.* Le massage ne doit jamais dégénérer en une lutte entre l'opérateur et le sujet.

IV

MANUEL OPÉRATOIRE

I. — ABDOMEN

On localise les manœuvres : au gros intestin en cas de constipation et de paresse intestinale ; sur l'intestin grêle et la région hépatique quand la digestion et la nutrition laissent à désirer et sur la poche stomacale en cas de dilatation gastrique et de ralentissement du travail digestif. Le masseur se place à droite du malade (voyez *fig.* 2.) Dans les fosses iliaques (droite avec le cœcum et son appendice, gauche avec l'S iliaque) nous déconseillons au masseur ordinaire toute intervention. C'est l'affaire du médecin spécialiste.

II. — MEMBRES

MANIPULATIONS : EFFLEURAGE, PÉTRISSAGE
ET CIRCUMDUCTION

a) **Membre supérieur** (voyez les *fig.* 19, 20). — L'opérateur saisit dans sa main gauche le bord cubital de la main droite du sujet et exécute l'effleurage avec sa main droite, sans négliger aucune partie.

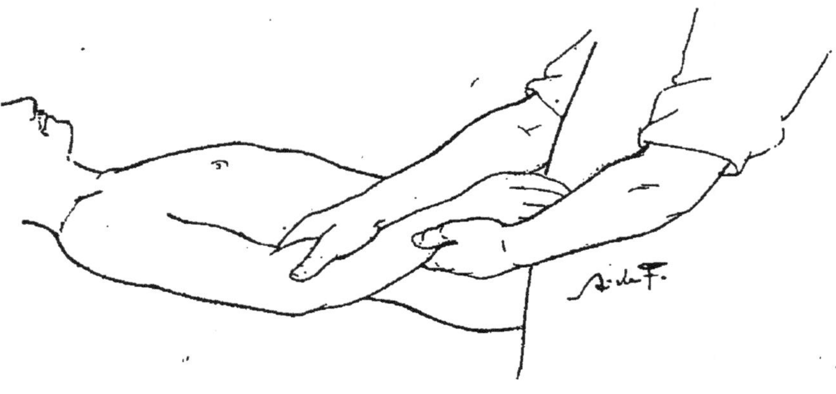

Fig. 19.

Le pétrissage commence en haut à l'épaule, et les deux mains du masseur procèdent jus-

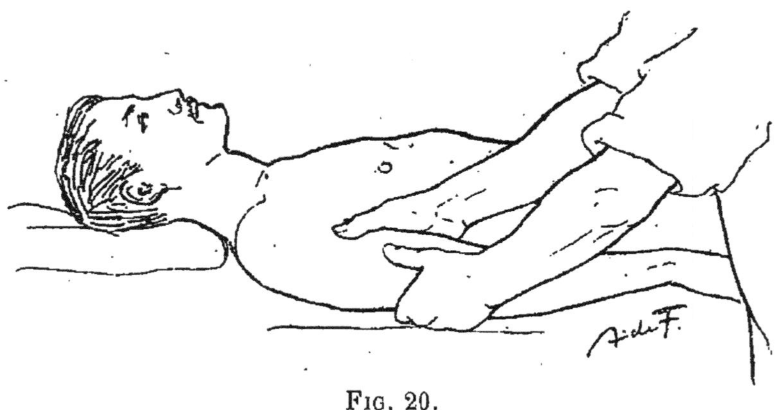

Fig. 20.

qu'en bas vers la main, *en travaillant toujours dans le sens de la racine du membre.*

On traite successivement les groupes musculaires antérieur et postérieur du bras, les extenseurs et les fléchisseurs de l'avant-bras.

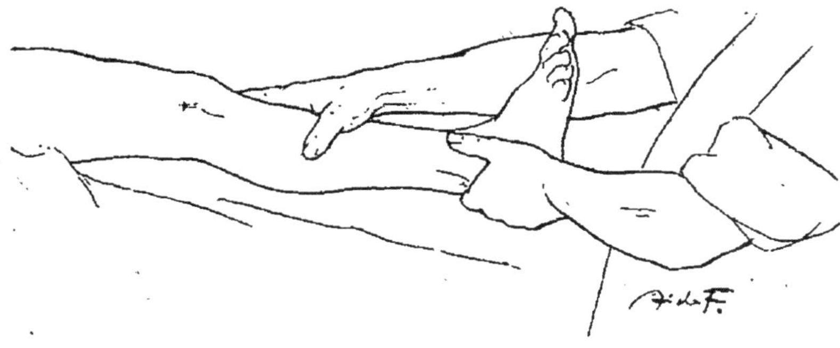

FIG. 21.

On finit par quelques mouvements de cir-cumduction.

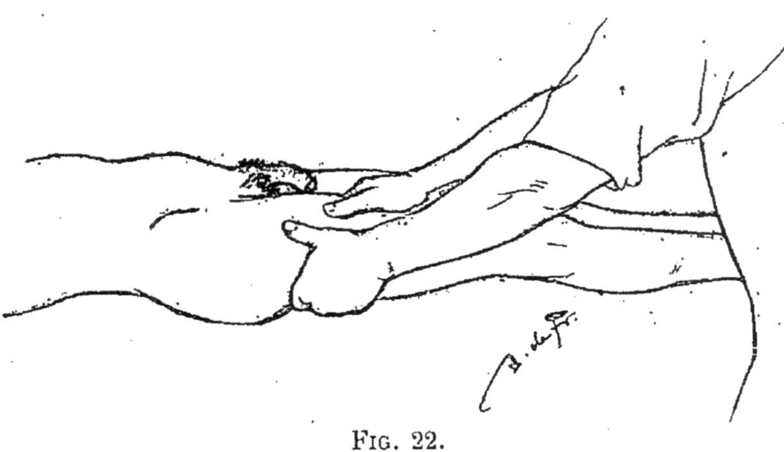

FIG. 22.

b) **Membre inférieur** (voyez les *fig*. 21-22). — L'opérateur saisit le pied droit dans sa main gauche et fait l'effleurage de la cheville vers la

hanche, successivement sur les faces antérieure, externe, postérieure et interne.

Le pétrissage se fait avec les deux mains, en
commençant à la hanche et en descendant vers
la cheville, *en poussant constamment vers la
racine du membre.*

Pour les groupes musculaires antérieur et
interne de la cuisse et les groupes antérieur et
externe de la jambe, on fait ces manipulations
plus commodément dans la position de décubitus dorsal, surtout si l'on fléchit légèrement la
jambe ; mais les groupes postérieurs du membre
se traitent mieux dans le décubitus abdominal,
le pied soulevé à l'aide d'un drap plié.

Quant au fessier, on peut les entreprendre
plus avantageusement dans le décubitus latéral
(voyez ci-dessous).

On finit par quelques mouvements de circumduction.

III. — THORAX

a) **Poitrine** (voyez *fig.* 1). — Attitude : décubitus dorsal.

Manipulations : effleurage et pétrissage (du
grand pectoral).

Les mains du masseur travaillent simultanément des deux côtés du sujet.

On commence par les grands pectoraux, en portant les mains de la clavicule et du sternum en dehors vers l'aisselle. Ensuite on pratique quelques effleurages sur la partie supérieure du grand droit de l'abdomen, et finalement on s'occupe de la partie supérieure du grand oblique.

b) **Côté.** — Attitude : décubitus latéral.

Manipulations : effleurage et quelques coups de pétrissage (des fessiers).

On soutient le corps du malade d'une main pendant que l'autre main se porte dans la direction des fibres du grand dentelé, d'avant en arrière, et ensuite autour de la hanche, en exécutant des mouvements d'avant en arrière et d'arrière en avant, autour de la partie accessible de la taille du sujet. Finalement on traite les fessiers, en tenant compte de la différence de direction de leurs fibres musculaires (voyez *fig.* 3).

c) **Dos.** — Attitude : décubitus abdominal.

Manipulations : effleurage, pétrissage (pour le grand dorsal et le trapèze) et tapotement.

On commence par la partie moyenne de la musculature du dos, en plaçant ses deux mains à la lisière du cuir chevelu, les pouces près de la colonne cervicale et les autres doigts em-

brassant les côtés de la nuque et les épaules
(voyez *fig*. 4, 23).

En descendant sur le dos, les mains s'ap-
prochent de la ligne des apophyses épineuses
et, arrivées au sacrum, elles divergent de nou-

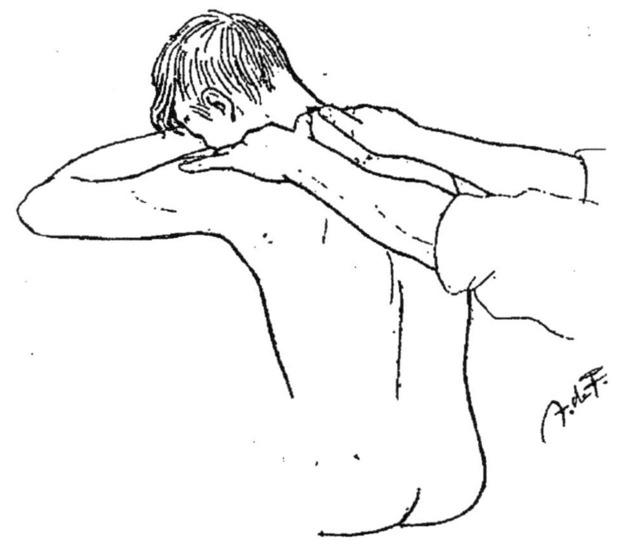

FIG. 23.

veau pour se diriger vers les flancs, en suivant
la crête iliaque jusque dans l'aîne.

Les mains remontent ensuite dans le sens
contraire pour se diriger vers les côtés du cou,
en suivant le long de la fosse sus-claviculaire,
pour aboutir à l'articulation sterno-clavicu-
laire.

On entreprend ensuite les deux muscles grands
dorsaux, en appliquant une main de chaque
côté du bassin, le bord radial de l'index sur la
crête iliaque et le pouce en forte abduction sur
la dernière vertèbre (voyez *fig.* 24).

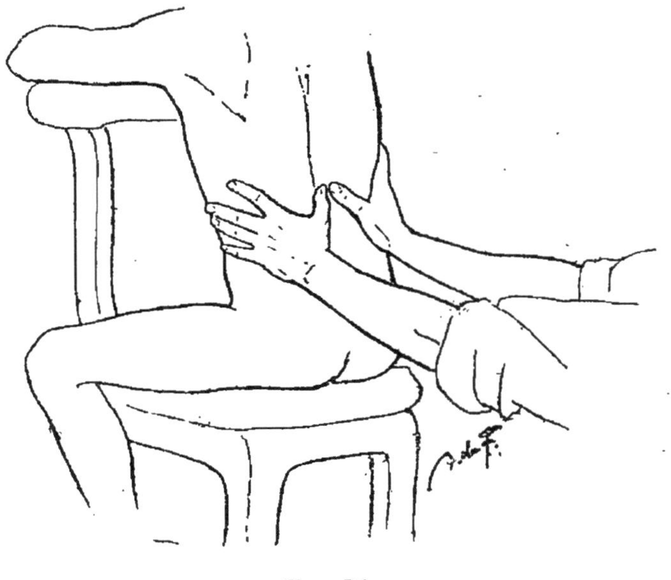

FIG. 24.

De cette position on monte les mains, en les
portant en dehors jusque dans l'aisselle, où
l'on pince le bord libre du muscle.

Finalement, on effleure et on pétrit le trapèze, en commençant le mouvement sur ses
parties inférieures, dont les fibres sont ascen-
dantes ; puis en traitant les fibres horizontales

et enfin ses fibres descendantes, toujours les mains dirigées vers l'acromion.

On ne doit jamais omettre un tapotement prolongé du dos, de la nuque jusqu'aux fessiers compris.

La séance doit finir par quelques mouvements respiratoires dans l'attitude « fourche-debout » (voyez n° 5, p. 31), exécutés librement par le sujet, ou, s'il est faible, avec l'aide du masseur, contre la poitrine duquel le malade appuie son dos, pendant que celui-ci soulève les bras et les laisse retomber de leur propre poids. Dans ce cas, le malade n'a qu'à respirer profondément, et le masseur règle les mouvements des membres supérieurs d'après le jeu de la respiration.

La séance finie, le malade fera bien de s'étendre quelques minutes sur un lit de repos avant de s'habiller.

TABLE DES MATIÈRES

Tours, imp. Deslis Frères, rue Gambetta, IMPRIMÉS

Dr LEHAMAU

ANCIEN PROFESSEUR DE SCIENCES NATURELLES

PLANTES

REMÈDES ET MALADIES

ou

La Médecine simple et facile
à la portée de tous

OUVRAGE DONNANT :

1° La description complète des plantes médici-
nales, la plupart représentées et coloriées
comme elles existent dans la nature ;

2° Une quantité de recettes utiles à la santé ;

3° Les symptômes des maladies et leur traitement ;

Un dictionnaire donnant l'explication des
mots employés.

Un volume in-8° avec planches en couleurs.

PRIX : 7 fr. 50

Envoi franco contre mandat postal

VIGOT FRÈRES, Éditeurs, 23, Place de l'École-de-Médecine, PARIS

PAUL POIRIER

PROFESSEUR AGRÉGÉ A LA FACULTÉ DE MÉDECINE

QUINZE LEÇONS

D'ANATOMIE PRATIQUE

RECUEILLIES PAR

FRITEAU et JUVARA

Quatrième Édition

Un volume in-18 avec 86 figures dans le texte.

PRIX : 4 fr.

Envoi franco contre mandat postal.

VIGOT FRÈRES, Éditeurs, 23, Place de l'École-de-Médecine, PARIS

Dr J.-A. FORT

PROFESSEUR LIBRE D'ANATOMIE

ANATOMIE DESCRIPTIVE

ET

DISSECTION

SIXIÈME ÉDITION entièrement refondue

3 Forts volumes in-8° avec 2.228 Figures

et 10 Planches en couleurs

Prix : 36 fr.

ENVOI FRANCO CONTRE MANDAT POSTAL

Dʳ L.-E. MONNET

LAURÉAT DE LA FACULTÉ DE PARIS
ANCIEN CHEF DE CLINIQUE DERMATOLOGIQUE

I

LA PEAU ET L'ESTOMAC

LE CUIR CHEVELU

Un vol. in-18...................... 1 fr.

II

CONSULTATIONS

POUR

LES ARTHRITIQUES

Rhumatismes aigu et chronique
Goutte — Gravelle — Diabète — Obésité
Arthritisme et Herpétisme

III

CONSEILS AUX AVARIÉS

Blennorrhagie aiguë et chronique chez l'homme et chez la femme. — Les Rétrécissements. — Les Complications de la Blennorrhagie. — Le Chancre mou ou Chancrelle. — La Syphilis au point de vue social, hygiénique et médical.

Un volume in-18................ 2 fr.

9 782019 259129